A mon fils, sans qui rien de tout cela ne serait arrivé

A tous les parents qui ont perdu le sommeil : puisse
ce livre vous aider à le retrouver

Avant-propos

Pendant longtemps, je n'ai pas voulu d'enfants. J'avais peur de ne pas dormir la nuit. C'est drôle quand **j'y** pense, car c'est exactement ce qui m'est arrivé. Et cela a commencé dès la grossesse.

Quand je suis tombée enceinte de mon fils, j'ai tout de suite été très heureuse et sereine. Pourtant, j'ai commencé à mal dormir dès les premières semaines : habituée à me coucher sur le ventre, j'ai rapidement dû adopter d'autres positions avec lesquelles j'avais beaucoup plus de mal à trouver le sommeil : sur le dos, il me manquait quelque chose pour lâcher prise ; sur le côté gauche, comme préconisé par les médecins, je me sentais comprimée au niveau du cœur, et le sang ne circulait plus dans mon bras ; le côté droit est fortement déconseillé car il peut causer des problèmes de cordon ombilical ou de veine cave. Bref, si vous êtes passée par là, vous savez combien il est difficile de se reposer pendant sa grossesse !

Pour ma part, plus le terme approchait, moins je dormais, plus j'avais peur de ne pas dormir à la naissance de mon fils … effectivement, après avoir perdu les eaux à minuit et demi un jeudi soir, plus de quinze jours avant la date prévue, le marathon des insomnies a commencé.

J'ai passé plus de 30 h sans contractions à la clinique, sans pouvoir fermer l'œil. Lorsque l'accouchement s'est précisé, tout s'est très bien passé, mais je n'arrivais toujours pas à me reposer. La clinique proposait un service de nursery pour permettre aux jeunes mamans de récupérer pendant la nuit. Une très bonne idée en théorie, sauf que ... il est rigoureusement impossible de dormir. Je ne sais pas si c'est dû à l'adrénaline consécutive à l'événement, mais franchement, on est dérangée en permanence : les infirmières, sages-femmes et autres auxiliaires de nuit passent très régulièrement (en claquant les portes) pour s'assurer que vous allez bien ou vous apporter une collation ; l'autre maman avec qui vous partagez éventuellement la chambre a des horaires différents des vôtres, et son bébé aussi. Elle prend sa douche, reçoit des visites, vous aussi ... entre temps, il faut s'occuper du bébé, le nourrir, le changer, lui donner son bain ... bref, ça n'arrête jamais, et pour peu que ce soit votre premier, vous êtes en plus en pleine période d'apprentissage et d'adaptation, ce qui ne favorise pas vraiment le repos. Si en plus, vous allaitez, la lactation est plus importante la nuit, ce qui suppose d'être au service de votre bébé quasiment en permanence.

Au bout de 5 jours qui m'ont paru une éternité, pendant lesquels je ne faisais même plus la différence entre le jour et la nuit, j'ai eu le droit de rentrer chez moi, et je me souviens avoir pensé : « Chouette, je vais enfin pouvoir me reposer tranquillement » !

Là encore, je me trompais. J'ai vite constaté que mon fils avait tendance à dormir le jour dans son transat pendant 5 heures d'affilée, mais il ne tenait jamais aussi longtemps la nuit. Et comme j'avais lu le livre de Philippe Grandsenne, *Bébé dis-moi qui tu es*[1], et que c'est la référence incontestée de la pédiatrie en France, j'étais plutôt détendue car il y explique comment le bébé ne fait pas la différence entre le jour et la nuit au début. Cela commence dans le ventre, où ils ont tendance à dormir la journée, bercés par les mouvements de leur maman, et à faire la fête la nuit quand elle ne bouge plus, ou plus beaucoup, puisqu'elle essaie de dormir (sur le dos, le côté gauche, le côté droit …). Et l'auteur est catégorique : il faut 100 jours au bébé pour se « caler » et « faire ses nuits ».

Je ne me suis donc pas trop inquiétée pendant ces 100 premiers jours, tout en commençant à trouver le temps long et à me demander si je ne m'y prenais pas mal. En effet, il y a toujours quelqu'un pour vous raconter que son bébé, ou un bébé de l'entourage, a fait ses nuits « au bout de 3 semaines » ou de « 3 mois ». Et c'est là que vous commencez à douter, car cet adorable bébé que vous avez produit appartient visiblement à une autre catégorie : le fameux modèle qui ne dort pas la nuit !

En soi, tout ceci pourrait ne pas être un problème. C'est normal qu'un bébé ne fasse pas ses nuits, tant qu'on ne travaille pas, on peut faire des siestes en même temps que lui … bref, tout ce que vos proches vous racontent pour vous rassurer et vous culpabiliser légèrement à la fois. Laissez-moi vous dire quelque chose une bonne fois pour toutes : il est très difficile de dormir sur commande en même temps que son bébé, tout simplement parce que plus on est fatigué, plus on a de mal à s'endormir sans stress. Par ailleurs, il y a beaucoup de choses à faire dans la journée quand on s'occupe d'un bébé : allaiter ou tirer du lait, le changer, le

---

[1] Philippe GRANDSENNE, *Bébé dis-moi qui tu es*, Éditions Marabout (Poche), 2013 - réédité en 2019, 288 p.

baigner, l'emmener en promenade, faire les courses, les repas, la vaisselle ... on continue à vivre un peu comme avant, avec des tâches multipliées par deux. Et ces tâches, on les accomplit parfois plus lentement car on est épuisée. CQFD. Je ne parle même pas de celles qui conduisent, car la vigilance nécessaire à ce type d'exercice me paraît difficilement compatible avec le manque de sommeil.

En plus de tout cela, mon bébé avait un petit estomac et du mal à boire ses biberons. Je devais m'y prendre à plusieurs reprises, faire plusieurs pauses, aller le promener dans le couloir ... et il semblait avoir encore faim tout en rejetant régulièrement son lait. Bref, il n'était pas évident de comprendre son mode de fonctionnement et son rythme ! Quand je le recouchais enfin, je passais mon temps à stériliser les biberons, tétines et bagues (pendant les 3 premiers mois), puis à nettoyer les biberons (jusqu'à 5 par nuit) avec du liquide vaisselle et un goupillon. Mon fils buvait environ huit biberons en 24 heures, ce qui fait énormément de pauses, de lavages, de rangement, de séchage ... Pour couronner le tout, je nettoyais à grande eau les accessoires du tire-lait que m'avait conseillé la clinique dans le cadre de l'allaitement mixte.

Conseil N° 1 : simplifiez-vous la vie en adoptant un seul modèle de biberons. Cela vous évitera, en pleine nuit, de vous demander pourquoi la tétine A ne va pas sur la bague B qui ne se visse pas bien sur le modèle C de corps de biberon ! Et ne perdez pas de temps à assortir les couleurs, le plus important est que les biberons de votre bébé, même dépareillés, soient lavés et secs le plus vite possible pour que vous puissiez vous recoucher.

> *De même, il est préférable d'avoir un seul modèle de body,* <u>*croisé sur le devant*</u> *avec un seul type de boutonnage. Ce n'est pas à 4 heures du matin que l'on peut réinventer la poudre en se demandant où s'attache ce petit bouton-pression caché sur le côté !*

Au bout de quelques semaines, j'étais littéralement au bout du rouleau. Même si cela se passait très bien avec mon fils, que j'adore depuis le moment où j'ai su que j'étais enceinte, et avec qui j'ai créé un lien immédiat dès qu'on me l'a posé sur le ventre à sa naissance, je ne me sentais pas bien. Il ne s'agissait pas d'un baby blues ou d'une dépression post-partum, car je n'avais pas d'idées noires ou de difficultés avec mon bébé. J'étais complètement « décalquée » : la fatigue extrême cause des maux de tête, des malaises, des vertiges, des absences. Vous n'arrivez plus vraiment à parler, à répondre aux questions, vous êtes dans un brouillard permanent. Et j'ai commencé à comprendre pourquoi c'est difficile pour les jeunes mamans qui se plaignent parfois d'avoir perdu quelques neurones en donnant naissance à leurs enfants : le renouvellement cellulaire ne s'effectue plus très bien par manque de sommeil !

Le constat : mon bébé ne dort vraiment pas !

Je me souviens avoir pensé clairement, alors que mon fils s'était réveillé pour la dixième fois de la nuit en hurlant : je fais partie de ces infortunées qui ont un enfant qui ne dort pas. Même s'il l'on se doute que ce sera le cas, on espère toujours un peu au fond de soi qu'on y échappera. Le texto d'une amie qui avait accouché il y a quelques années m'est revenu en mémoire : « Voici une photo de mon petit Guillaume, mon bébé qui ne dort jamais ». Bam ! C'est pour moi ! Je suis coincée, je n'y arriverai pas, c'est la spirale, je ne dormirai plus jamais, lui non plus … Voici les pensées négatives qui assaillaient mon cerveau.

Je sens que certains (ou certaines) vont objecter : mais où est le papa dans tout ça ? Il ne vous aide pas ? Cette question, évidente, ne l'est pourtant pas tant que ça. Dans un espace réduit, il est quasiment impossible de ne pas entendre un bébé qui pleure la nuit parce qu'il a faim. Vous avez beau vous relayer, préparer les biberons à l'avance, remettre le lavage des biberons au matin, faire les « 3-8 » en quelque sorte : les deux parents sont toujours réveillés, et toujours fatigués. Et comme le congé paternité consiste, en France à l'heure actuelle, en 11 jours calendaires (contre 6 mois en Suède, par exemple), c'est bien souvent la maman qui reprend seule les 3-8 pour ne pas que le papa se fasse virer de son boulot pour manque de concentration sur ses tableaux Excel et pendant les interminables réunions avec la direction … dont acte.

On a tout essayé ... il ne dort toujours pas !

C'est à ce moment-là, quand cela ne va vraiment pas, qu'on commence à chercher des conseils sur Internet. Et ce que l'on trouve le plus souvent, ce sont des solutions de type médicales. Certaines sont tout à fait pertinentes, et il ne faut pas les négliger. En effet, le problème N° 1 des bébés qui ne dorment pas, ce sont les fameuses « coliques » du premier trimestre.

Quand les réveils sont très fréquents la nuit, ou que le bébé n'arrive pas du tout à s'endormir à l'heure où vous le couchez, il a sûrement mal au ventre pendant la digestion. De nombreux blogs préconisent les massages dans le sens des aiguilles d'une montre, avec un peu d'huile. C'est efficace, mais fatiguant à faire. Cependant, la régularité peut aider à soulager votre bébé.

Ce que j'ai trouvé de beaucoup plus probant, c'est ceci :

> **Conseil N° 2 : changez le lait de votre bébé, et donnez-lui des probiotiques en complément.**

En effet, s'il ne digère pas bien, c'est d'une part que son tube digestif est encore stérile et qu'il doit progressivement se constituer une flore intestinale. Une partie du microbiote est transmise par la maman au moment de l'accouchement par voie basse, mais cela ne suffit pas. Sans compter que 21 % des bébés naissent par césarienne dans le monde[2] et ne bénéficient pas de cet « avantage » à la naissance.

Comme je l'ai dit, je donnais à mon bébé 50 % de lait maternel (dans les meilleurs jours) et 50 % de lait artificiel d'une marque très connue. L'allaitement mixte est particulièrement difficile pour la digestion, mais j'y tenais car je n'avais pas assez de lait maternel pour le nourrir, et je souhaitais quand même qu'il en ait un peu pour lui donner des anticorps, le protéger des infections, et créer un lien unique entre nous. Même si c'est une formule un peu hybride, je ne le regrette absolument pas et recommande à toutes celles que cela tente d'essayer. J'ai même été très triste au moment du sevrage, mais c'est une autre histoire.

Enfin, j'ai remarqué que le lait maternel ne le « calait » absolument pas. Malgré un goût probablement agréable et sucré, il avait parfois faim 30 minutes ou 1 heure après avoir bu. Comme son lait artificiel ne semblait pas lui convenir et qu'il se tortillait tous les soirs, je me suis mise en quête du lait ultime sur tous les forums du Net.

Après avoir recoupé toutes les informations, témoignages et autres analyses, j'en suis venue à la conclusion qu'il fallait essayer le lait Hipp Combiotic 1. Il s'agit d'un lait allemand, bio, à la composition très étudiée. Pas le moins cher du marché, mais l'achat groupé sur Amazon ou les promotions en ligne de certains hypermarchés permettaient d'optimiser le prix d'achat en profitant de lots. Je précise que ce livre n'est pas sponsorisé par Hipp et que je n'ai pas d'actions chez eux. Je vous livre simplement ce qui a marché pour mon enfant, et le soulagement que cela nous a apporté du côté de la digestion et du sommeil.

---

[2] https://www.liberation.fr/planete/2018/10/12/21-de-naissances-par-cesarienne-dans-le-monde-en-2015_1685040

Mon fils a tout de suite mieux adopté le lait Hipp, qui n'a en plus pas cette odeur de « vache » qui me déplaisait avec la marque précédente. La texture était agréable et fluide, il ne reste pas de grumeaux dans le biberon, et il buvait le tout avec facilité, en réclamant moins de pauses. Quand la digestion tournait au ralenti, je mettais un quart d'Hépar[3] dans l'eau de la préparation pour l'aider. Tout ceci est évidemment à faire avec l'accord de votre pédiatre. La mienne était si peu interventionniste qu'elle ne nous a jamais dissuadés de tenter quoi que ce soit.

---

[3] Hépar est une eau fortement minéralisée qui contribue à une meilleure digestion. Cependant, son utilisation doit être très limitée pour les nourrissons. Consultez votre pédiatre avant toute administration à votre bébé, même pour une petite quantité.

Après avoir changé le lait, fait une cure de probiotiques, et stabilisé sa digestion, tout allait mieux ... sauf qu'il se réveillait souvent la nuit, même en ayant déjà bu. J'ai commencé à douter fortement de tout, et j'ai patienté en me disant qu'il fallait attendre qu'il grossisse suffisamment pour avoir des réserves énergétiques lui permettant de ne plus avoir faim la nuit (on parle souvent des 5 kilos comme étant un seuil décisif). Là encore, il s'agissait d'un argument fallacieux car mon fils était capable de dormir 5 à 6 heures d'affilée dans son transat la journée dans son lit, mais pas la nuit dans son lit ... Il devait y avoir d'autres éléments que je n'avais pas pris en compte, mais lesquels ?

Conseil N° 3 : essayez, dans la mesure du possible, de ne pas faire dormir votre bébé dans son transat mais dans son lit, même en journée. Cela l'aidera à comprendre que son transat est fait pour être éveillé et observer son environnement, alors que le lit est fait pour dormir exclusivement. De la même façon, on déconseille parfois de faire jouer son enfant dans le lit pour ne pas créer de confusions supplémentaires s'il souffre de troubles de sommeil.

Il est important de le promener tous les jours autour de midi, quand la lumière naturelle est forte. Cela l'aidera à faire la différence entre le jour et la nuit et favorisera la sécrétion de mélatonine, ce qui vaut aussi pour la maman.

On passe aux choses sérieuses

Les 100 jours étaient passés, les 5 kilos étaient atteints et même dépassés, mais les nuits n'étaient toujours pas au rendez-vous. J'étais de plus en plus fatiguée, de plus en plus désespérée et je ne savais plus quelles nouvelles techniques adopter. Je continuais, nuit après nuit, une dizaine de fois par nuit, à me lever et à consoler mon fils qui pleurait sans cesse et piquait de grosses colères, alors qu'il était charmant pendant la journée. Le contraste était tel que je me demandais parfois si je n'étais pas face à un cas de « Docteur Jekyll et Mister Hyde » : c'était « Cool Baby » la journée et « Angry Baby » dès le soir … à n'y plus rien comprendre. Je passais mes nuits à bercer mon fils, à dormir à côté de lui, parfois avec lui en le posant sur mon ventre ou juste à côté de moi. Objectivement, j'étais devenue son esclave. Même quand nous arrivions à dormir, nous nous dérangions mutuellement car il se retournait fréquemment et respirait fort, surtout quand il était enrhumé. Je guettais le moindre son, le moindre indice de réveil ou d'endormissement : bref, j'étais en état d'hyper-vigilance constante.

Le moment fatidique est arrivé où j'ai dû recommencer à travailler. Mon fils avait presque 4 mois et n'avait jamais fait une nuit complète. Je redoutais évidemment son entrée à la crèche, car nous étions très proches émotionnellement et j'allais devoir le laisser du jour au lendemain à de parfaits inconnus. Et j'avais très peur de ne pas pouvoir travailler correctement en ne dormant que par périodes de 2-3 h maximum, avec une capacité de concentration proche de zéro. J'allais en plus devoir traiter de nouveaux sujets, avec de nouvelles équipes, et dans mon milieu professionnel, j'aime autant vous dire que l'adaptation des tâches et des horaires à la vie personnelle et familiale est quasi-inexistante.

L'adaptation à la crèche s'est très bien passée, à tel point que j'ai repris espoir. Je me reposais pendant que mon fils était gardé, au début par plages de 4 heures. Les auxiliaires de puériculture étaient expérimentées et attentionnées. Elles m'ont donné d'excellents conseils pour la gestion du quotidien que j'applique encore aujourd'hui. Bien sûr, au moment de laisser mon fils seul pour la première fois toute la journée, j'ai été assaillie par une vague d'émotion intense, encore accentuée par ma fatigue. On parle parfois de la chute d'hormones, d'un état général « à fleur de peau » que la plupart des jeunes mamans connaissent bien. Voilà, c'était mon cas.

Cela a duré 3 semaines pendant lesquelles j'ai enfin un peu profité pour décompresser. Dès que j'ai recommencé à travailler, cela a été l'horreur absolue : je me sentais en décalage complet, dans mes préoccupations, avec mes collègues dont les enfants étaient plus grands ou avec ceux qui n'en avaient pas. J'arrivais souvent plus tard qu'eux car mon fils avait des horaires encore plus anarchiques qu'avant. Il se réveillait toutes les nuits à 4 heures du matin et hurlait sans interruption pendant 2 heures, pour se rendormir au petit matin. Mon réveil sonnait à 7 heures alors que nous dormions à nouveau profondément tous les deux. Mon lit était à côté du sien, pendant que son père dormait dans la chambre conjugale. Une situation loin d'être idéale.

Conseil N° 4 : à moins d'être adepte du co-sleeping, à partir de 6 mois, laissez dormir votre bébé dans sa chambre, et retournez dans la vôtre. Vous n'avez plus besoin de le surveiller autant qu'au début. Il se peut même que vous vous gêniez mutuellement pour dormir, car un bébé qui dort fait beaucoup de bruits bizarres, que j'appelle affectueusement des bruits de phacochère, tant mon fils renâclait peu discrètement.

Un jour, j'étais si fatiguée qu'en rangeant les affaires de mon fils dans son casier à la crèche, je n'ai pas remarqué qu'il s'était retourné sur le ventre et était en train de tomber. Je l'ai rattrapé dans mes bras à la dernière seconde. Il aurait pu s'écraser sous mes yeux, à quelques centimètres de moi. Ironiquement, une affiche accrochée juste au-dessus des tables de change indiquait le nombre d'accidents par an liés aux chutes, et qui entraînent souvent des handicaps irréversibles, voire pire … C'est alors que j'ai pris conscience que mon état de fatigue extrême pouvait mettre en danger la vie de mon enfant. Je ne pensais même pas au travail, tellement j'étais concentrée sur le problème du sommeil et des nuits. Même si de nombreux parents reconnaissent être passés par là, personne ne vous dit quoi faire pour sortir de cette spirale, ni même ne fait preuve de compréhension particulière. En bref, on attend d'une femme professionnelle, cadre de surcroît, qu'elle revienne de congé maternité d'excellente humeur, mentalement disponible, avec l'envie de relever de nouveaux challenges. Après tout, c'est à elle de refaire ses preuves après s'être absentée quelques mois ! Physiquement, elle est censée être débarrassée de ses kilos superflus, ne pas allaiter puisque l'entreprise considère que tirer son lait dans la journée est une perte de temps, et avoir le teint frais, les ongles vernis et le sourire aux lèvres. Un peu comme si elle revenait de vacances.

Pour ma part, j'avais souvent des cernes immenses et une traînée de lait séchée sur le pull ou la veste (quand j'avais le courage d'en mettre une), petit souvenir du biberon matinal époncé à la hâte avant de partir. Je n'avais qu'une idée en tête : dormir, dormir, dormir, enfin dormir.

C'est alors que je me suis décidée à prendre rendez-vous avec la psychologue de la crèche. Je voulais parler à quelqu'un de mon désarroi et trouver une solution rapide. Dans la vie, je fais du conseil ... et là, j'avais grandement besoin d'en recevoir, des conseils.

Où l'on apprend la vérité sur le sommeil du nourrisson

Quand on est maman, on est dans une course contre la montre permanente. C'est donc en courant que je suis arrivée à la crèche pour rencontrer Mme A., psychologue-clinicienne. Elle m'a écoutée avec beaucoup de bienveillance et m'a dit deux choses importantes : « Si votre bébé se réveille toutes les nuits, c'est qu'il prend rendez-vous avec vous » (sur le moment, je n'ai pas compris cette phrase) ; et « si vous voulez en savoir plus sur le sommeil du nourrisson, lisez le livre de Lyliane Nemet-Pier, *Cet enfant qui ne dort pas*[4] ».

Le soir même, j'ai téléchargé le livre sur Amazon et l'ai lu en 3 jours. J'y ai appris des choses intéressantes. Apparemment, la plupart des parents ne savent pas reconnaître les signes du sommeil. Pour mon fils, c'est simple, il se frotte abondamment les yeux. Pour d'autres, c'est plus compliqué : ils ont les sourcils qui rougissent, ils se touchent les oreilles ou se caressent les cheveux, se désintéressent de leur activité … Bref, l'idée est de reconnaître ces signes et de coucher les enfants immédiatement. Si l'on rate le fameux « train du sommeil », il ne repasse que deux heures plus tard, et la galère commence.

Un autre point pertinent : les enfants qui semblent hyperactifs et pleins d'énergie en fin de journée sont en fait très fatigués. Il s'agit de « fausse énergie », et il faut quand

---

[4] Lyliane NEMET-PIER, *Cet enfant qui ne dort pas*, Le livre de Poche, 2014, 224 p.

même les mettre à dormir. OK, d'accord. Au final, le livre de Lyliane Nemet-Pier est une référence incontournable, il est plein de bon sens, de cas d'école un peu psychologiques (tel enfant ne dort pas car il a perdu sa grand-mère, a eu un petit frère ou une petite sœur, ses parents divorcent etc.). Hélas, je n'y ai pas trouvé de solution concrète qui se rapporte à mon cas de maman d'un premier enfant, sans difficulté majeure, épanouie malgré tout, et surtout désespérée. Je suis tombée sur la phrase selon laquelle un enfant qui se réveille la nuit prend rendez-vous avec sa mère, toujours sans la comprendre. Et j'y ai appris que le problème du sommeil est essentiel car, s'il n'est pas résolu dans la petite enfance, il s'installe durablement dans l'enfance et produit des adultes insomniaques. Enfin, le fléau est tel que de nombreux parents renoncent à avoir d'autres enfants quand le premier ne fait pas ses nuits. En bonne thérapeute, Lyliane Nemet-Pier explique qu'il n'y a pas de fatalité. Ne pas dormir n'est pas une situation normale, ni pour vous, ni pour votre bébé. Ce dernier a particulièrement besoin de reposer son cerveau qui est en pleine phase d'apprentissage. Le manque de sommeil peut causer des dégâts très importants et le rendre hyper nerveux, hyper sensible ... bref, il faut consulter.

Conseil N° 5 : quand la coupe est pleine, trouvez une solution concrète. Au-delà de 6 mois, prenez conseil auprès de votre pédiatre qui vous indiquera un spécialiste. N'oubliez pas qu'il s'agit d'un investissement et qu'en général, une seule séance suffit[5]. Vos nuits et votre santé n'ont pas de prix !

---

[5] Pour ma part, le tarif s'élevait à 120 € pour une séance de 2 h et un

Une psychologue du sommeil pour bébé, vraiment ?

J'avoue avoir hésité et légèrement procrastiné. Je me suis dit : « Mon fils a 8 mois et il va déjà voir un psy. On se croirait aux States. C'est quoi ensuite, de la Ritaline à 2 ans ? ». Rétrospectivement, ce genre de raisonnement est idiot et totalement conservateur. Ne rien faire est la meilleure solution pour ne pas aller mieux. Encore une fois, n'écoutez pas votre entourage qui pense que c'est normal de souffrir avec un nourrisson. Non, les situations anormales ne sont ni acceptables, ni impossibles à résoudre.

J'ai tout de même sollicité l'avis de ma pédiatre. Elle m'a confirmé les très bons échos de ses patients qui avaient entrepris la même démarche. Certains parlent même de miracle. Oui, un miracle, c'est bien de ça dont j'avais besoin. J'étais littéralement dans l'état d'un prisonnier de guerre qu'on prive de sommeil pour le torturer. Sauf que je devais travailler à plein temps et m'occuper de mon bébé sans rien laisser transparaître de mes problèmes. Notre société hypocrite et pleine de tabous n'aime pas qu'on parle de ses problèmes. Il est mal venu de se plaindre quand on a un boulot et un enfant en bonne santé.

C'est donc avec beaucoup d'entrain que j'ai appelé Lyliane Nemet-Pier elle-même. Celle-ci consulte à Necker mais également en libéral à Paris. C'est la grande prêtresse du sommeil des nourrissons, je ne peux pas me tromper. Au téléphone, je suis tombée sur elle, directement. Sa voix très bienveillante m'a tout de suite plu. Elle m'a dit qu'elle était occupée jusqu'à l'été mais qu'elle avait formé des

suivi téléphonique sur une semaine.

psychologues à sa méthode. Après m'avoir donné les coordonnées de plusieurs d'entre elles dans plusieurs arrondissements parisiens, elle m'a encouragée en me disant de ne surtout pas rester dans cette situation.

Après avoir appelé plusieurs personnes et avoir comparé les adresses, les disponibilités horaires et les tarifs, nous sommes partis un samedi matin, avec mon fils et mon mari, pour la consultation qui allait changer nos vies. Mon fils avait 8 mois et n'avait jamais dormi plus de 5 ou 6 heures d'affilée, sauf pendant un pic de croissance entre 19 h et 4 h du matin. La prise de poids, l'âge, la diversification alimentaire, la crèche, le fait de ramper n'avaient absolument rien changé. Je dormais mal depuis le début de la grossesse, mon mari également. Il était temps.

Où l'on apprend qu'on n'avait absolument rien compris au sommeil du bébé

Le cabinet de Mme L., la psychologue spécialiste du sommeil des bébés, est situé dans un arrondissement parisien très chic. L'immeuble haussmannien donne sur un parc calme et arboré. Agréable et posée, elle nous a demandé d'exposer en détail la façon dont se déroulent les nuits de notre fils, pendant que celui-ci s'activait et s'emparait de tous les jouets mis à disposition sur le tapis central. Elle l'observait tout en nous écoutant, puis elle nous a demandé de préciser comment se passaient ses journées, surtout le matin et le soir. Enfin, elle nous a fait dessiner sa chambre. Et nous a tout expliqué.

Premier constat : nous ne passons pas assez de temps avec notre fils. Alors là, première nouvelle ! Depuis sa naissance et jusqu'à cette consultation, nous avons passé une seule nuit loin de lui : nous l'avions confié à ses grands-parents dans l'espoir de faire la grasse matinée (inutile de préciser que nous nous sommes réveillés à 6 h 30 ...). Oui, mais voilà : il faut passer du temps avec lui dans sa chambre. DANS SA CHAMBRE. Cette précision a son importance, et voici pourquoi : chez certains nourrissons, le sommeil n'est pas intuitif. Quand on passe du temps avec eux dans le salon et qu'on les met à dormir le soir dans une autre pièce, ils peuvent se sentir « placardisés » et angoissés, d'où les réveils nocturnes. Pour qu'ils puissent investir affectivement leur chambre, il faut y passer 30 minutes le matin et 30 minutes le soir, et pas uniquement pour le changer ou l'habiller. Il faut y créer des souvenirs positifs : le câliner, le masser, le laisser ramper, attraper ses jouets, lui lire des livres et lui chanter des chansons ... si le bébé est très petit, on peut le mettre sur son tapis d'éveil, mais dans sa propre chambre. Evidemment, je le mettais dans le salon pour le surveiller tout en faisant autre chose.

Voilà pourquoi Lyliane Nemet-Pier expliquait qu'un bébé qui se réveille la nuit prend « rendez-vous » avec ses parents.

Conseil N° 6 : créez des souvenirs positifs pendant 30 minutes le matin et 30 minutes le soir, en vous consacrant exclusivement à lui. Ne consultez pas votre téléphone, ne racontez pas votre journée à votre conjoint en même temps que vous vous occupez de lui : il a besoin de créer un lien avec vous et avec sa chambre sans aucune perturbation.

En prolongeant la discussion, la psychologue nous explique que le coucher doit être un rituel. Pendant la phase d'éducation au sommeil, on peut par exemple lui lire toujours la même histoire, lui chanter la même chanson, jouer avec la même peluche etc. pendant au moins 15 jours d'affilée. Cela ancrera en lui la compréhension de ce qu'est le sommeil. Un peu comme les chiens de Pavlov, le bébé comprendra progressivement que tels et tels signaux précèdent la nuit. Vous pouvez aussi donner le bain tous les jours à la même heure, ou simplement imaginer un moment unique et récurrent.

Conseil N° 7 : ritualisez le moment du coucher – et du lever – en créant un moment complice. Les bébés adorent la routine, cela les rassure.

Pendant que vous mettez en place toutes ces actions, restez à la maison pendant au moins 15 jours pour ne pas perturber cette phase d'apprentissage. Cela sera plus facile de maintenir les rituels dans sa chambre et dans son lit.

L'une des erreurs que beaucoup de parents commettent est de vouloir rassurer leur enfant au moment du coucher : « Tout va bien se passer, tu n'as pas avoir peur ni à te réveiller pendant la nuit … ». Ce type de phrases est contre-productif et générateur d'angoisse, comme si la nuit était quelque chose d'effrayant en soi. Au contraire, il faut que ce moment apparaisse comme une chance, une possibilité de repos après une belle journée bien remplie.

Conseil N° 8 : au moment du coucher, vous pouvez procéder à une rapide anamnèse de la journée, qui va le sécuriser en le projetant doucement vers sa nuit. « Tu as passé une belle journée à la crèche » / « Demain, tu retrouves la nounou » / « Ce week-end, tu verras tes grands-parents » etc. Il ne faut pas hésiter à leur donner des projections temporelles très précises, même si l'on pense qu'ils sont trop petits pour comprendre. Au contraire, cela les rassure de savoir de comprendre qu'ils sont soumis à un cadre et un rythme qui se répète. Enfin, au moment du coucher, n'hésitez pas à lui dire « Tu vas faire dodo, Papa va faire dodo, Maman va faire dodo, Mamie va faire dodo » etc. Peu importe que vous vous couchiez trois heures après lui : l'important est qu'il ne se sente pas seul et livré brusquement à un sommeil qu'il ne maîtrise pas encore, sans savoir ce que le monde qui l'entoure devient quand il dort. C'est ce sentiment d'angoisse qui crée des réveils nocturnes.

Ensuite, la psychologue a complété son diagnostic en nous faisant dessiner la chambre de notre fils. Deuxième constat : celle-ci est mal aménagée … et c'est vrai ! Elle a tout compris, car elle a l'habitude : la chambre est un ancien bureau / chambre d'amis, et nous n'y passions pas beaucoup de temps avant sa naissance. Cette pièce n'est ni « habitée », ni personnalisée. Dans ces conditions, il n'a pas pu l'investir affectivement.

Et, comble de l'horreur, la tête du lit du bébé n'est pas dans un angle. Oui, vous avez bien lu, ce détail est capital. Il faut que la tête du lit se trouve dans un angle. Cela rappelle la position qu'il occupait dans la cavité utérine et donc le rassure. Je l'avais effectivement lu dans le livre de Lyliane Nemet-Pier mais je n'y avais pas accordé d'importance sur le moment. Or, sans entrer dans des considérations feng shui, il est très important de respecter ce point en revoyant l'agencement de la chambre. En discutant avec la psychologue, je me rappelle que j'avais dormi dans une chambre d'hôte dont le lit double était situé en plein milieu de la pièce, et j'avais passé une mémorable nuit d'insomnie. Le fait d'avoir la tête dans le vide perturbe les repères d'orientation et pénalise l'endormissement des bébés comme des adultes.

Certains d'entre vous sont peut-être sceptiques, mais je peux vous le dire : je suis entourée de nombreux jeunes parents, et tous ceux dont le bébé dort mal ont un point commun : la tête du lit n'est pas dans un angle. A chaque fois que je leur livre le plan d'action nécessaire, ils me disent « Ah oui … ? Ça ne nous arrange pas trop, là il y a la bibliothèque, là il y a le radiateur … » et cela m'étonne toujours. Pour ma part, j'ai préféré suivre immédiatement les conseils d'une spécialiste plutôt que de continuer à passer des nuits blanches pendant plusieurs années. Ceci est, à mon avis, symptomatique de quelque chose de plus profond : on désire profondément l'arrivée d'un enfant, parfois pendant plusieurs années, et quand il arrive, on ne lui fait pas toujours la place dont il a besoin. On pousse quelques meubles, on aménage son emploi du temps, on enchaîne les tâches de soin et de nourriture, mais l'instauration d'un lien de qualité est primordiale. Tant que cette étape n'est pas résolue, la mise en place d'un sommeil apaisé ne peut pas avoir lieu. J'entends également souvent des jeunes parents me dire « On attend encore quelques mois pour voir si ça s'arrange ». Le déni et l'auto-validation sont des mécanismes psychologiques puissants qui nous protègent tout autant qu'ils nous empêchent de progresser.

Conseil N° 9 : personnalisez la chambre de votre enfant par la décoration. Vous pouvez afficher son prénom sur la porte avec de petites lettres en bois coloré, disposer des doudous autour du lit en hauteur (mais jamais dans le lit, surtout avant 12 mois), choisir un tapis pour délimiter son espace de jeu … Optez pour des meubles de petite taille et / ou des caisses pour ranger ses livres et ses jouets, dans l'esprit des méthodes Montessori. Ainsi, il ne se sentira pas « écrasé » par une immense bibliothèque ou un bureau de ministre. Rappelez-vous que vous devez lui créer un cocon,

> **et pas vous rendre service en utilisant sa chambre comme espace de stockage de vos propres objets.**

La psychologue a pris les choses en main et nous conseillant carrément d'éliminer un meuble et de reconfigurer l'aménagement de la chambre de manière à ce que, depuis son lit, le bébé ait vue sur la porte et les fenêtres. Certains parents installent le lit dans l'autre sens, ce qui donne l'impression au bébé d'être attaqué ou en danger à chaque fois que quelqu'un entre dans la pièce. Nous avions commis une autre erreur : en l'absence de vraie table à langer, trop encombrante, nous avions acheté une table adaptable sur le bout du lit, au-dessus de ses pieds : résultat, cela lui obstruait la vue et renforçait ses angoisses nocturnes.

Contrairement à ce qu'on pourrait penser, l'utilisation d'une veilleuse ou d'un petit appareil musical n'est pas indiquée en cas de troubles du sommeil chez un nourrisson. En effet, l'appareil musical relance l'attention du bébé alors qu'il doit justement se préparer à entrer dans le sommeil. Quant à la veilleuse, elle peut se révéler utile plus tard, pour les « grands bébés » qui commencent à éprouver la peur du noir et qui ont besoin d'être rassurés. En revanche, il peut être intéressant de faire varier l'intensité de la lumière entre les heures de sieste, pour lesquelles un petit filet de lumière est tolérable, et celles de la nuit, où il vaut mieux privilégier l'obscurité complète en fermant les volets ou en fermant les rideaux. Choisissez un modèle oblitérant, car les bébés sont très sensibles à la lumière même tamisée, à travers leurs paupières qui sont encore fines.

> **Conseil N° 10 :** il s'agit certainement du plus difficile ... après avoir mis en place toutes ces actions, laissez pleurer votre bébé pendant deux nuits entières ! Vous avez le droit à un « joker », c'est-à-dire qu'aux premiers pleurs de la nuit, vous pouvez aller le voir une fois en lui caressant la tête, mais sans lui parler ni le sortir de son lit. Sinon, cela lui donnera un signal de relance et il pourra penser que c'est le matin. De même, si vous devez le changer, faites-le uniquement à la lumière d'une veilleuse, mais sans lui parler. Eteignez-la en quittant la chambre. Evitez les objets musicaux qui peuvent également être perçus comme des signaux de relance.

Madame L., la psychologue, nous avait prévenus : « Vous allez me détester pendant deux nuits. Le troisième jour, vous me remercierez ». Sur le moment, nous avons eu du mal à y croire ... et c'est exactement ainsi que ça s'est passé. Je dois vous prévenir qu'il est très difficile de laisser son enfant pleurer sans intervenir, surtout quand c'est votre petit premier et bien évidemment la prunelle de vos yeux. Sans compter que vous ne dormirez pas bien, même si vous ne vous levez pas : il y a plus agréable que d'assister à un concert de pleurs pendant 8 heures d'affilée, n'est-ce pas ? A ce moment-là, gardez courage : votre délivrance est proche.

Au bout de deux nuits blanches (bon, j'avoue que nous avions fini par fermer les portes, et nous n'étions pas loin d'utiliser des boules Quies en plus ...), notre fils n'a tout simplement plus pleuré. Après avoir pratiqué les rituels sous forme de « temps calme », surtout au moment de se coucher, il a réussi à dormir seul. En une semaine, il s'est mis à dormir 12 h d'affilée, avec un record à 13 h qui a dû se produire une dizaine de fois depuis ce moment que nous appelons désormais affectueusement « le miracle ». Plus il se reposait la nuit, mieux il dormait pendant ses siestes, et plus il dormait la nuit. A l'inverse de la spirale infernale des débuts, il semblait être entré dans le cercle vertueux du repos et de la récupération.

Cela semble évidemment préférable pour un bébé en pleine croissance dont le corps et le cerveau ont besoin de se construire. Les parents qui hésitent à consulter ou à mettre en place des actions pensent souvent à leurs nuits gâchées, mais c'est souvent le bébé la première victime de ces « dettes de sommeil » qui sont forcément pénalisantes pour sa santé si le problème n'est pas résolu avant sa première année. Certains pensent également que les bébés connaissant des troubles du sommeil deviendront plus tard des insomniaques chroniques. Or, de nombreuses études scientifiques ont établi des corrélations entre l'insomnie de long terme et le développement ultérieur de maladies. A cet égard, je vous recommande le livre d'Arianna Huffington, *The Sleep Revolution*[6], qui démontre l'importance fondamentale du sommeil pour les adultes, qui ont besoin de rituels et d'horaires réguliers tout autant que les bébés, mais qui sont encore une fois dans le déni à ce sujet.

Il faut bien comprendre un point essentiel, qui est commun au sommeil des bébés comme des adultes : il n'est pas linéaire, dans le sens où il répond à des cycles : entre chacun de ces cycles, on se réveille, et on se rendort avec plus ou moins de facilité. Apprendre à dormir à son bébé, c'est tout

---

[6] Arianna HUFFINGTON, *The Sleep Revolution : Transforming Your Life, One Night at a Time*, Harmony, 2016, 416 p.

simplement lui apprendre à s'endormir et à se rendormir seul, sans être bercé pendant des heures à bout de bras ou consolé dix fois par nuit. Ceci est plutôt générateur d'angoisse qu'autre chose, puisque cela crée chez le bébé une perception négative de la nuit : or, celle-ci doit être une conclusion naturelle de la journée et non un trou noir qui nécessite la présente constante de ses parents. En somme, pour un bébé, le fait de passer une nuit seul est le premier apprentissage de l'autonomie sur lequel il peut agir, si toutes les conditions sont réunies.

Quand c'est fini, ça recommence

Même si mon fils fait des nuits excellentes depuis plusieurs mois maintenant, je tiens à préciser par honnêteté intellectuelle qu'il y a eu des rechutes liées principalement à deux facteurs :

- Les dents, qu'on ne présente plus et qui créent un véritable inconfort la nuit (plus que la journée pendant laquelle les bébés sont plus occupés et se contentent de baver abondamment / mordre tout ce qui leur passe sous la main). Les poussées dentaires étant assez aléatoires, je n'ai pas d'autre conseil à vous donner que d'administrer du Doliprane, voire du Camilia si vous croyez à l'homéopathie, et de vous armer de patience en attendant que ça passe. Profitez des nuits de 12 heures quand elles se présentent !

- Les changements d'emploi du temps intempestifs : chez mon fils, un décalage de 30 minutes dans l'horaire de la sieste ou une impossibilité de dormir liée à un voyage en train, un pique-nique entre amis dans un parc avec une poussette non inclinable, bref, toute modification de sa routine crée presque systématiquement des pleurs la nuit. Ceux-ci sont certainement dus à une fatigue accumulée dans la journée. De même, la reprise de la routine est synonyme de nuits tranquilles. Avec son père, nous avons préféré limiter au strict minimum les événements de ce type pour privilégier son sommeil au moins la première année. C'est un peu contraignant de ne sortir qu'entre les siestes, mais il est nous avons également constaté qu'il pouvait dormir en poussette pendant une promenade, ou parfois en voyage s'il n'y a pas trop de bruit. En grandissant, il devient moins sensible à ces changements grâce aux bonnes pratiques transmises par Madame L.

Conseil bonus : soyez très vigilants au moment de coucher votre enfant. Assurez-vous qu'il n'a pas trop chaud ni trop froid (d'après mon expérience, c'est plutôt la chaleur que le froid qui nuit à l'endormissement ; vous le saurez vite en vérifiant s'il transpire de la tête), qu'il respire correctement (lavez-lui le nez avec du sérum physiologique chaque soir si nécessaire), que sa tétine est bien attachée à sa gigoteuse s'il en a une ...

Soyez également intraitables sur les horaires : faites-lui faire ses siestes et donnez-lui ses repas à heures fixes, surtout pendant la période d'apprentissage. Une fois que le sommeil est bien installé, vous pourrez lui donner un peu plus de souplesse en vérifiant comment il réagit. Evitez simplement les siestes tardives autour de 18 h qui risquent de pénaliser son sommeil de la nuit.

Enfin, quand votre bébé va se mettre à bien dormir, vous ne pourrez plus l'arrêter car il aura besoin de rattraper le temps perdu. Il fera probablement des nuits de 10 à 12 heures, surtout au début. Pour savoir à quelle heure le coucher le soir, je vous conseille de compter à rebours par rapport à l'heure à laquelle vous devez vous lever pour le préparer le matin : par exemple, si vous vous levez à 7 heures, vous pouvez le mettre au lit à 20 heures. D'après

mon expérience, la crèche étant un environnement assez fatiguant, l'heure idéale a été 19 h 30 de 8 mois à 18 mois, puis 19 h 45 à partir de 18 mois. Il est très important de coucher son enfant tôt dans ces périodes critiques que sont l'apprentissage de la marche et du langage car le cerveau a vraiment besoin de récupération régulière pour assimiler toutes ces nouveautés.

Enfin tranquilles

C'est l'heure du bilan : notre fils a presque deux ans et dort très bien, environ 12 heures par nuit en moyenne. Il arrive à se rendormir en cas de réveil, même s'il pleure un peu à cause de ses dents ou de sa toux. Il arrive également à dormir chez ses grands-parents, dans des nouveaux lieux, dans des lits prêtés par des hôtels ou des clubs de vacances ... que nous plaçons systématiquement la tête dans un angle dès notre arrivée !

Cette histoire m'a appris plusieurs leçons :

1) On ne peut pas fonctionner correctement dans une journée quand on dort mal. Le manque de sommeil pénalise les bébés et les adultes, surtout quand une situation s'installe sur le long terme.

2) Il ne sert à rien d'attendre pour agir quand quelque chose ne va pas : cela s'appelle du déni et peut donner lieu à un redoutable effet boomerang : problèmes de santé et au travail, difficultés dans le couple, burn-out parental ...

3) Les conseils de votre famille et de vos amis ne remplacent pas ceux d'un spécialiste. Chaque cas est unique, et seule une personne formée et habilitée à déceler et analyser les problèmes pourra vous aider de manière totalement efficace. Ce témoignage n'a pas de prétention scientifique : l'objectif est simplement de partager certaines actions qui peuvent vous être utiles. Si cela ne fonctionne pas

pour vous et votre bébé, je vous encourage vivement à consulter un spécialiste recommandé par votre pédiatre.

4) Tout problème a une solution, et la vie récompense toujours l'action !

Je dors désormais mieux qu'avant ma grossesse. La fatigue de la journée doit certainement y être pour quelque chose : s'occuper d'un jeune garçon très actif n'est pas de tout repos. Je me sens presque prête à avoir un deuxième bébé, car j'aurai toutes les clefs nécessaires pour qu'il fasse ses nuits avant ses 8 mois. Sauf s'il s'agit d'un modèle encore plus complexe ☺

Conseil bonus : dans la mesure du possible, occupez-vous de vous pendant les premiers mois de vie de votre enfant. Allez chez le médecin pour prendre des compléments alimentaires comme du fer et de la vitamine D si vos analyses sanguines en confirment l'utilité. Reconstituez votre système immunitaire, faites-vous masser et drainer, buvez beaucoup d'eau, allez chez le coiffeur pour redonner de l'éclat à vos cheveux, et faites de grandes promenades au soleil avec votre bébé aussi souvent que possible. Cela vous aidera à passer cette période difficile qu'est l'apprentissage du sommeil de bébé.

Annexes

Pour endormir son bébé, rien de tel que de lui lire des petites histoires qui parlent …. de sommeil. Même si vous pensez qu'il ne comprend pas, il sera sensible à la musicalité de la langue et aux images qui montrent des personnages (même des animaux) en train de dormir. Voici une sélection non exhaustive de livres que j'ai testés moi-même et que je peux vous recommander.

- Margaret WISE BROWN, *Bonsoir Lune*, L'école des loisirs, 1981 (1ère édition) , 29 p.
- Cédric RAMADIER et Vincent BOURGEAU, *Le livre qui dort*, L'école des loisirs, 2015, 18 p.
- Alain CHICHERY, *Boubi ne veut pas dormir*, L'école des loisirs, 2000, 24 p.
- Martin WADDELL, *Tu ne dors pas, petit ours ?*, L'école des loisirs, 1987, 30 p.
- Kimiko, *Maxidodos*, L'école des loisirs, 2016, 58 p.

Personnellement, j'ai une préférence pour *Bonsoir Lune* et *Maxidodos* : le premier car il s'agit d'un grand classique de la littérature enfantine mondiale et que les couleurs et les graphismes dégagent une grande sérénité (quel bonheur de chercher et de trouver la petite souris à chaque page!). Vous pouvez le lire en anglais sans problème, le texte est simple et « berce » les oreilles grâce aux rimes et aux répétitions.

Et le deuxième car il allie plusieurs aspects : les différentes variétés des bébés animaux et de petits textes sous forme de haïkus très bien conçus pour l'apprentissage de la langue et du rythme.

J'espère que ce livre vous a plu et vous a apporté des solutions concrètes aux problèmes de sommeil de votre enfant. Avant de laisser un commentaire, assurez-vous bien d'avoir mis en place toutes les actions conseillées sans en négliger aucune : en effet, le sommeil est un sujet complexe qui repose sur plusieurs piliers et, comme la plupart des situations, sur l'ancrage de rituels qui génèrent des habitudes. Dès que votre enfant aura passé les premiers paliers, le cercle vertueux du sommeil se mettra en place.

Si vous avez la moindre question sur le sommeil, le couchage, l'alimentation, la santé, le lien parent-enfant etc., ou que vous voulez me faire partager votre expérience, vous pouvez me contacter à l'adresse suivante :

anneclaire.lussac@gmail.com

Remerciements

Je tiens à remercier ma pédiatre qui a su m'orienter vers une spécialiste alors que j'étais épuisée et sceptique quant à la recherche des causes psychologiques des troubles du sommeil chez le nourrisson.

Merci également à Mme A, psychologue en crèche, qui a su m'écouter et effectuer une première analyse utile et juste. Un grand merci à Mme Nemet-Pier qui m'a répondu personnellement au téléphone et m'a conseillée sur la marche à suivre.

Enfin, une immense merci à Mme L. pour son expertise et son suivi. Elle nous avait promis de régler le problème en deux nuits ... promesse tenue.

Au père de mon enfant, avec qui nous partageons des aventures depuis tant d'années : celle-ci est incontestablement la plus belle ! Merci à toi pour ton soutien sans failles pendant l'écriture de ce livre. J'espère que nous continuerons à surmonter toutes les difficultés de la vie ensemble.

A mes parents : il n'y a pas assez de mots pour vous exprimer ma gratitude et ma reconnaissance.